Catja Wyler van Laak

Texte zur forensischen Psychiatrie I

Catja Wyler van Laak

Texte zur forensischen Psychiatrie I

Forensische Psychiatrie in der psychiatrischen Praxis?
Modell einer forensisch-psychiatrischen Praxis in der Schweiz

Riskassessment als Risiko?

2. Auflage 2020

R. G. Fischer Verlag

Die Bilder auf der Umschlagseite stammen von www.pascalcomics.net
und wurden uns vom Künstler freundlicherweise für diese
Umschlagseite zur Verfügung gestellt.

Bibliografische Information der Deutschen Nationalbibliothek
Die Deutsche Nationalbibliothek verzeichnet diese Publikation in der Deutschen Nationalbibliografie; detaillierte bibliografische Daten sind im Internet über http://dnb.d-nb.de abrufbar.

2. Auflage 2020

Orber Str. 30, D-60386 Frankfurt/Main

Schriftart: Times 12°
Herstellung: RGF / BOD
Printed in Germany
ISBN 978-3-8301-9588-7

Inhaltsverzeichnis

Präambel

Im Bezug auf Behandlung und Begutachtung von Straftätern ist es in den letzten Jahrzehnten zu bedeutsamen wissenschaftlichen Fortschritten gekommen, die es heute ermöglichen würden Diagnostik und Behandlungen so durchzuführen, dass das Risiko, dass der Betreffende erneut ein Delikt begeht, deutlich herabgesenkt ist. Grundsätzlich haben diese neuen Erkenntnisse es auch möglich gemacht mit einer guten Wahrscheinlichkeit sogenannt »gefährliche« Täter von weniger gefährlichen zu unterscheiden und Behandlungsnotwendigkeiten oder Möglichkeiten entsprechend anzupassen. Schaut man aber die Entwicklung in der Praxis an, sind die Ergebnisse nicht nur unzufriedenstellend, sondern Diagnostik und Behandlung werden zum Teil deutlich unsachgerechter durchgeführt, als es dem Kenntnisstand entspricht. Das politische Klima ist unangemessen repressiv geworden. Überdimensionierte, gesicherte Gebäude verschlingen nicht nur unnötig viel Geld, sondern tragen einen Repressionscharakter, der nicht nur den Behandlungen schadet, sondern Einfluss auf das Zusammenleben aller hat. Das Strafrecht und dessen Handhabung sind die Achillesferse jeder demokratischen Gesellschaft.

Wir forensischen Psychiater pflegen für die gegenwärtige Entwicklung gerne die Medien verantwortlich zu machen, vor denen man Respekt haben müsse. Die Medien wiederum im Verein mit einigen, politisch wenig hellsichtigen Repräsentanten stürzen sich, wie das bei solchen Entwicklungen üblich ist, auf das angeblich verängstigte, repressive Volk. Beides stimmt nicht.

Jeder Arzt, und die forensischen Psychiater sind Ärzte, ist verpflichtet seine Tätigkeit unabhängig von jedem politischen Druck auszuüben, sich weder durch Medien noch durch wirtschaftliche Vorteile oder andere unsachgemässe Einflüsse in der Anwendung seines Wissens und Könnens beeinflussen zu lassen. Dafür haben die Solidargemeinschaften das Studium bezahlt. Die Einkünfte der forensischen Psychiater sind im Allgemeinen auch recht gut, wenngleich sie trotz grosser Verantwortung und zum Teil grossem zeitlichem Einsatz nicht im Entferntesten an Managersaläre heranreichen, auch wenn die Qualität der Arbeit und das Ausmass der Verantwortung dem durchaus gleichkommt. Das ist auch gut so.

Das sogenannte »Volk« ist nur »verängstigt und abwehrend«, wenn es falsche Informationen bekommt, und in den Entwicklungsprozess von Veränderungen nicht mehr bzw. nur »pro forma« einbezogen ist.

Ich selber habe mehrere Jahre lang in der grössten forensisch-psychiatrischen Klinik der Schweiz als stellvertretende Chefärztin gearbeitet. Dort gab es eine kleine Sicherheitsstation mit neun Plätzen, die vom Sicherheitsstandard her verglichen mit heutigen Verhältnissen an ein Wochenendhäuschen erinnert. Einziger Garant von Sicherheit war ein hoher Ausbildungsstand der Pflegenden, langjährige Erfahrung und natürlich auch gute forensische Psychiater, wie es z.B. mein inzwischen pensionierter Chef Dr. Otto Horber war. In dieser Sicherheitsstation ist es in 21 Jahren zu keinem einzigen vollendeten Fluchtversuch und zu keinem einzigen vollendeten Suizid gekommen. Es gab aber in der forensischen Klinik Rheinau nicht nur eine Sicherheitsabteilung, es gab auch drei Massnahmestationen, die für heutige Verhältnisse mit relativ geringem Personalaufwand offen geführt wurden. Es waren geschlossene Stationen ohne spezifischen Sicherheitsstandard. Auch auf diesen Stationen ist es nicht einmal zu einer Flucht gekommen, die ein schwerwiegendes Delikt zur Folge gehabt hätte. Die Bevölkerung in einer eher konservativen, ländlichen Gegend betrachtete die Klinik als Teil ihrer Identität. Viele waren dort beschäftigt. Es herrschte keine Angst. Es herrschten keine Ressentiments, wenn einem Pfleger in den umliegenden Dörfern mal der eine oder andere forensische Patient im Ausgang begegnete.

Ohne jede sachliche Notwendigkeit wurde nicht etwa nur das Platzangebot vergrössert, was notwendig war bei neun Plätzen für die ganze deutschsprachige Schweiz, sondern ein riesiges kostspieliges Sicherheitsgebäude errichtet. Die Infrastruktur, d.h. das Eingebundensein der forensisch-psychiatrischen Klinik in die Bevölkerung, wurde aufgelöst. Heute ist diese Klinik Teil eines grossen Universitätskomplexes und beherbergt eine grosse Anzahl forensischer Patienten, die unnötigen Beschränkungen unterliegen, was ein Gefahrenrisiko der Begehung zukünftiger Delikte mit sich bringt. Im Vorfeld der Errichtung dieses Baus war Ende der 90er Jahre eine grosse Schweizer Tageszeitung zur Besichtigung in unsere Klinik geschickt worden. Der Journalist war beeindruckt von dem, was er sah, teilte mir aber damals mit, dass er darüber nichts schreiben dürfe und werde, weil er verpflichtet sei, so über unsere damalige Klinik zu berichten, dass der Eindruck entstünde, ein riesiger Sicherheitskomplex sei absolut vonnöten. Die Manipulationsmaschinerie kam ins Rollen. Übrig blieben hohe finanzielle Belastungen für den Steuerzahler, eine trotz der Entwicklung in der forensisch-psychiatrischen Wissenschaft im Vergleich zu vorher nicht verbesserte, sondern eher verschlechterte Behandlungsqualität, eine Entfremdung zwischen der Klinik und den Menschen in den umgebenden Dörfern und die Etablierung der Lügen. Lügen hat es auch vorher eher verschämt praktiziert gegeben, jetzt wurden sie salonfähig. Ähnliche Entwicklungen zeichnen sich nicht nur in der ganzen Schweiz, sondern auch in anderen Ländern ab. Die Folge ist ein beträchtlicher Verlust an Unabhängigkeit der forensisch-psychiatrischen Wissenschaft und der forensisch-psychiatrischen Tätigkeit. Aus diesem Grunde habe ich mich entschlossen, eine unabhängige Textreihe zu publizieren, in der verschiedene Themen zur forensischen Psychiatrie, wissenschaftlich fundiert, in gut verständlicher Sprache dargelegt werden. Vorgesehen ist, die vorliegende Textreihe einmal pro Jahr, möglicherweise einmal alle zwei Jahre erscheinen zu lassen. Selbstverständlich sind für zukünftige Ausgaben die Beiträge anderer Autoren erwünscht und willkommen, sofern sie auf den Grundlagen, die in dieser Präambel zum Ausdruck kommen, beruhen.

Im Januar 2013
Catja Wyler van Laak, Schweiz

Adresse der Autorin:
Dr. med. C. C. Wyler van Laak
Spezialärztin FMH für Psychiatrie und Psychotherapie
Zert. forensische Psychiaterin SGFP
CH- 8450 Andelfingen/Postfach

oder E-Mail: c.c.wyler@bluewin.ch

Vorwort

In den letzten Jahrzehnten hat die Behandlung und die Begutachtung von Straftätern, anders als möglicherweise der Eindruck durch die Medien vermittelt, bemerkenswerte Fortschritte gemacht. Es ist heute neben einer angemessenen Diagnostik möglich, ein zufriedenstellendes Risikoprofil zu erstellen und damit dazu beizutragen, folgenschwere Rückfälle, Wiederholungstaten etc. zu verhindern. Nur ein ganz kleiner Teil der Straftäter begeht schwere Delikte wie Tötungsdelikte, schwere Kindesmisshandlung etc. etc. Der überwiegende Teil wird nach einer Strafe das Gefängnis wieder verlassen, in vielen Fällen dauerhaft, oder eine psychiatrische Behandlung abschliessen können, Letztere gegebenenfalls auf freiwilliger Basis weiterführen. Ein beachtlicher Teil vor allen Dingen psychisch kranker Straftäter könnte heute durch entsprechend ausgebildete Fachleute nicht nur in Institutionen oder deren Anschlussprogrammen, sondern auch von niedergelassenen, freipraktizierenden, forensischen Psychiatern und entsprechend ausgebildeten Psychologen behandelt werden. Obwohl wir in den Genuss des wissenschaftlichen Fortschritts in der Begutachtung und in der Behandlung von Straftätern gekommen sind, ist in den letzten Jahren zu beobachten, dass Beurteilung und Behandlung unnötig institutionalisiert, »verstaatlicht« werden und darüber hinaus die Diagnostik und Behandlung oft unsauberer durchgeführt und unnötig schematisiert werden. Dies geht auf Kosten der Erkennung der individuellen Risiken und der Individualbehandlung.

Verantwortlich dafür ist zum Teil auch eine unkritische und unreflektierte Übernahme wissenschaftlicher Modelle aus anderen

Kontinenten mit anderen soziodemographischen Grundlagen, anderen gesellschaftlichen Strukturen und anderer politischer Ordnung, als es z.B. in der Schweiz, ggf. auch in Deutschland und Österreich der Fall ist. Gelegentlich verhindern auch politische Interessen *(wer bekommt wie viel vom Kuchen)* die optimale Anwendung des zur Verfügung stehenden Wissens. Die Folge des Ersteren sind eine Geringschätzung und Vernachlässigung von vorhandenen gesetzlichen Möglichkeiten im eigenen Land, die Folge des Letzteren eine suboptimale Qualität von Behandlung und Begutachtung. Die unkritische Übernahme wissenschaftlicher Modelle aus andern Ländern hat nicht nur eine Vernachlässigung der Wertschätzung und Nutzung des eigenen demokratischen Modelles zur Folge, was sich oft darin ausdrückt, dass von den eigenen gesetzlichen Möglichkeiten zu wenig Gebrauch gemacht wird, sondern führt auch zu unnötigen Restriktionen. Wenn es zu Pannen bis zu schwerwiegenden, vermeidbaren Delikten kommt, wird nach restriktiverer Gesetzgebung geschrien. Unnötige Verschärfungen im gesetzgeberischen Teil und in der Handhabung von Straf- und Massnahmevollzug sind die Folge, was das Problem ggf. vergrössert. Darüber hinaus steigt das Risiko, dass es zu falschen »Prognosen« kommt, sprich, dass relativ harmlose Täter als gefährlich beurteilt werden und man schwerstrisikobehaftete Täter nicht erkennt.

Die vorliegenden beiden Beiträge sollen Teil einer lose erscheinenden Folge von Texten zur forensischen Psychiatrie sein, mit denen ich versuchen möchte, einen anderen bzw. zusätzlichen Akzent in die gegenwärtige Diskussion einzubringen. Im ersten Beitrag stelle ich das Modell einer forensisch-psychiatrischen Praxis vor, wie ich es selber seit 1999 entwickelt habe. Ich beschreibe empfehlenswerte Voraussetzungen für die Gründung einer solchen Praxis, wie eine solche Praxis sich entwickeln kann, das Profil derjenigen, die bei mir in Behandlung standen und stehen, und versuche so Kolleginnen und Kollegen, die ein ähnliches Modell aufbauen wollen, praktisch handhabbare Informationen zu geben. Anhand dieses Modells zeigt sich, dass die verschiedensten Täter mit einem breiten Deliktprofil bei entsprechender Fachkenntnis und Sorgfalt gut im Rahmen einer unabhängigen, nicht in unmittelbarer behördlicher Verpflichtung stehenden, forensisch-psychiatrischen Praxis behandelt werden können und dass darüber hinaus im Kontext dieser praktischen Tätigkeit und Erfahrung bei entsprechender Ausbildung auch die Begutachtung von Straftätern professionell möglich ist.

Im zweiten Beitrag wird ein Präventionsinstrument, wie es im Kanton Zürich zur Prävention von häuslicher Gewalt Einzug halten soll, vorgestellt und im Hinblick auf die wissenschaftlichen Grundlagen kritisch beleuchtet. Der zweite Beitrag bietet anschauliche Beispiele dafür, was unkritische Übernahme von »Deliktpräventionsmodellen« aus andern Kontinenten, politische Blindheit und die mangelhafte Nutzung vorhandener Kenntnis im eigenen Lande für Folgen haben könnte, dass ggf. der »Harmlose gejagt« wird und der wirklich risikobehaftete *(ehemalige)* Straftäter durch die Maschen spazieren kann und schlussendlich fast eine Art Tötungslizenz erhält. Ich hoffe, dass die vorliegenden Texte Grundlage für eine breite, lebhafte, kontroverse, aber fair geführte Diskussion bieten, und wünsche dem Leser viel Freude und Anregung.

Die vorliegende Textfolge ist gedacht für forensische Psychiater und Psychologen, Allgemeinpsychiater und Psychologen, Medizin- und Psychologiestudenten, Sozialarbeiter, Lehrer, die auch im Präventionsbereich tätig sind, und jeden weiteren interessierten Bürger.

Forensische Psychiatrie in der psychiatrischen Praxis? Modell einer forensisch-psychiatrischen Praxis in der Schweiz

In den letzten Jahren bzw. Jahrzehnten hat sich ein Bewusstsein darüber etabliert, dass die Behandlung von Straftätern mit psychischen Störungen sich von derjenigen anderer Personen, die wegen psychischer Probleme oder Störungen den Psychiater aufsuchen, unterscheidet. Ausgehend von der Erkenntnis, dass bei der Behandlung von Menschen, die Legalüberschreitungen begangen bzw. gegen das Gesetz verstossen haben, die Senkung des Deliktrisikos im Vordergrund steht, wurden in den letzten Jahrzehnten zunächst vor allem in Übersee, später aber auch im europäischen Raum Programme entwickelt, die die Bearbeitung des Delikts, die Veränderung der Einstellung zum Delikt, eine erhöhte Wahrnehmung von Risiken im Vorfeld des Delikts und das Training von Schutzfaktoren, wie Risiken begegnet werden könnte, zum Fokus haben.[1] Die Entwicklung von Behandlungsprogrammen für und in der forensischen Psychiatrie und Psychotherapie hatte in den letzten Jahren zur Folge, dass vornehmlich auf eine Ausweitung und Aufstockung des Potenzials innerhalb von Institutionen fokussiert wurde. In der deutschsprachigen Schweiz haben sich so eigentliche forensische, universitäre, psychiatrische Zentren, z.B. in Bern und Basel, neuerdings mit der Anbindung der forensischen Klinik Rheinau an die Psychiatrische

1 Wyler van Laak C. Über die Bedeutung der Einstellung in der Behandlung von Straftätern/Grundlagen in der Behandlung von Sexualstraftätern in: Was hat L. mit uns zu tun? Therapie eines Sexualstraftäters und was das mit uns zu tun hat, R.G. Fischer 2010, S. 76ff.

Universitätsklinik auch in Zürich entwickelt. Der Psychiatrisch-psychologische Dienst des Justizvollzugs des Kantons Zürich, der im engeren Sinne zur Justizdirektion des Kantons Zürich gehört, hat sich schon seit einigen Jahren in diesem Bereich etabliert und bietet umfassende Behandlungsprogramme intra- und extramural an. Angesichts dieser enormen Entwicklung, die nicht zuletzt auch mit entsprechenden Kosten verbunden ist, scheinen die Möglichkeiten und das Potenzial, welches die Behandlung von Straftätern im Rahmen einer freien, nicht institutionsgebundenen, forensischen Spezialpraxis impliziert, oft zu wenig genutzt zu werden. Dabei ist die Behandlung beim niedergelassenen forensischen Psychiater für manche Täter deutlich besser geeignet als diejenige in einer Institution. Im Rahmen einer Nachbehandlung oder auch bei Behandlungen, die grundsätzlich im ambulanten, freien Rahmen möglich sind, bietet die Behandlung im nicht institutionsgebundenen Rahmen viele Vorteile: Die Abklärungsmöglichkeiten entsprechen denjenigen, wie sie in einer Institution Standard sind. Im Allgemeinen bleibt die Bezugsperson für den Betreffenden konstant. Die Unabhängigkeit des niedergelassenen forensischen Psychiaters und Psychotherapeuten kann in manchen Fällen die Entwicklung einer Behandlungsmotivation und eine angemessene Vertrauensbildung erleichtern.

Da ein forensischer Psychiater und Psychotherapeut mit der Schweizer Spezialisierung sowohl in der strafrechtlichen Gutachtenerstellung wie im Allgemeinen auch in der Behandlung von Straftätern Erfahrung hat, besteht ein umfassendes Verständnis für die sich stellende Problematik.

In der vorliegenden Abhandlung möchte ich auf dem Hintergrund meiner Erfahrung in der Führung einer psychiatrischen Praxis mit forensisch-psychiatrischem Schwerpunkt auch Anregungen für Kolleginnen und Kollegen, die sich in diesem Bereich niederlassen wollen, geben und die Möglichkeiten, die sich in einer solchen Praxis bieten, aufzeichnen. Ich werde mich dabei nicht nur auf das Thema der Behandlung von Straftätern beschränken, sondern ich werde diesem Aspekt in der vorliegenden Arbeit einen besonderen Raum geben.

Profunde, allgemeinpsychiatrische Kenntnisse sollten als selbstverständlich vorausgesetzt werden können. Da die Spezialisierung zum forensischen Psychiater in der Schweiz den FMH-Titel Psychiatrie und Psychotherapie oder ein Äquivalent zur Voraussetzung macht *(für den niedergelassenen Bereich)*, darf angenommen werden, dass jeder, der sich in diesem Kontext niederlässt, über dieses Basiswissen in ausreichendem Masse verfügt. **Ausbildungen** im Rahmen **einer Spezialisierung** zum **Gerichtspsychiater/zur Gerichtspsychiaterin** werden in der Schweiz gegenwärtig von der Schweizerischen Gesellschaft für forensische Psychiatrie angeboten. Es gibt Ausbildungsgänge für den deutschsprachigen und den französischsprachigen Teil der Schweiz. Auch die psychiatrische Universitätsklinik Zürich bietet eine Ausbildung an *(Master of Advanced Studies in Forensic Sciences)*. Darüber hinaus gibt es in Zürich die Möglichkeit, über das Institut für Opferschutz und Täterbehandlung (IOT) einen zweijährigen, praxisorientierten Ausbildungsgang mit Aufbaumöglichkeit zu absolvieren, der auch Psychologen und Juristen offen steht. Die verschiedenen Ausbildungsangebote ermöglichen es dem angehenden, niedergelassenen, forensischen Psychiater, eine Praxis gemeinsam mit Psychologen zu gründen; d.h., es bestehen gute Voraussetzungen, dass auch Personen, die in einem der Psychiatrie benachbarten Fachgebiet ausgebildet sind, forensische Qualifikationen erwerben können. So kann im Rahmen einer Niederlassung ein multiprofessionelles Team etabliert werden.

Ich selber vertrete die Auffassung, dass in einem solchen Team mindestens ein forensischer Psychiater, d.h. eine im medizinischen Bereich ausgebildete Fachperson, vertreten sein sollte. Viele Fragestellungen, die sich im Kontext forensischer Abklärungen und Therapie ergeben, betreffen den medizinischen Bereich *(z.B. bei Drogensucht, psychoorganischen Erkrankungen, internistischen Problemen, die sich manchmal zunächst ausschliesslich in einer psychiatrischen Symptomatik äussern können).* Es ist sicher nicht von Nachteil, wenn der niedergelassene forensische Psychiater ein breites Spektrum an klinischer Erfahrung aufweist und mehr als den unmittelbaren Pflichtteil in der Akutpsychiatrie, in der somatischen Medizin und in der forensischen Psychiatrie *(mit Gutachtertätigkeit und stationären Behandlungen sowie ambulanten Behandlungen)* »absolviert« hat. Basiskenntnisse in der Kriminologie, in politischen und rechtlichen Grundlagen des jeweiligen Kantons bzw. Landes, in dem man arbeitet, grundlegende Kenntnisse über menschenrechtliche Fragen, Kenntnisse der internationalen Konventionen bezüglich bürgerlicher und politischer Rechte gehören meiner Meinung nach zum Grundlagenwissen in der forensischen Psychiatrie dazu.

Der überwiegende Teil derer, die sich forensisch-psychiatrisch niederlassen, werden im Rahmen ihrer vorangegangenen, institutionellen Tätigkeit bereits ein Kontaktnetz haben. Wer sich niederlässt, sollte berücksichtigen, dass das **Kontaktnetzwerk** aufrecht erhalten und ausgestaltet werden muss. Ein gutes Netzwerk zu Kollegen, Bezirksanwaltschaften, Staatsanwälten, Rechtsanwälten, ggf. Kontakte zur Polizei, Vollzugseinrichtungen, Bewährungshilfe ist von Vorteil.

Von unschätzbarem Wert kann der gute Kontakt zu verschiedenen Hausärzten sein.

Wichtig ist auch die Zusammenarbeit mit einem Labor, welches in der Lage ist, einen Medikamentenspiegel etc. zu erstellen.

Die regelmässige Teilnahme an einer Supervision, die sich mit spezifisch forensisch-psychiatrischen Fragestellungen befasst, sollte bei Niederlassung gesichert sein.

Wichtig ist es, bei der **Auswahl des Standorts** darauf zu achten, **Räumlichkeiten** zu wählen, bei denen das Profil forensischer Patienten Berücksichtigung findet. Es empfiehlt sich, wenn man z.B. an Patienten mit Spannungszuständen denkt, keine beengten Raumverhältnisse zu wählen. Von grossem Vorteil kann es sein, wenn manche Zimmer zwei Türen haben. Dies kann sowohl psychologisch wichtig sein *(der Patient in einem Spannungszustand weiss, dass er jederzeit gehen und ihm der Weg nicht versperrt werden kann)*, es kann aber auch einmal in einer »handfesten« Realität von grossem Nutzen sein *(Fluchtmöglichkeit)*.

Für andere Patienten kann es irritierend sein, wenn der Eindruck allzu grosser Intimität durch die entsprechende Ausstattung der Räumlichkeiten entsteht. Von Vorteil ist es, bei der Ausstattung der Räumlichkeiten auf eine adäquate Mischung von Officecharakter und Behaglichkeit zu achten. Für einige Patienten kann es wichtig sein, dass sie spüren, dass sich noch andere Personen *(Fachpersonen)* in den Räumlichkeiten aufhalten. Dies ist ein Aspekt, den man, wenn man gewohnt ist, in einer Institution zu arbeiten, wo es selbstverständlich ist, dass andere (Fach-) Personen sich in der Umgebung aufhalten, nicht automatisch berücksichtigt.

Strafrechtsgutachten

Voraussetzung für die Erstellung von Strafrechtsgutachten ist, dass der niedergelassene, forensische Psychiater in der Anfertigung von solchen Gutachten versiert ist. Im Kontext strafrechtlicher Begutachtung existieren verschiedene Leitlinien und Empfehlungen, weshalb an dieser Stelle auf die detaillierten Inhalte, die bei Strafrechtsgutachten zu berücksichtigen sind, nicht eingegangen werden soll. Wie im klinischen Betrieb ist es auch für die Praxis zu empfehlen, vor definitiver Annahme des Gutachtens die Akten zu sichten, um sich bezüglich Frist oder allfälliger Ausstandsgründe festlegen zu können. Da ich im gegebenen Kontext von einer psychiatrischen Praxis mit forensischem Schwerpunkt spreche, bei der es sich nicht um eine reine Gutachterpraxis handelt, möchte ich es nicht versäumen darauf hinzuweisen, dass es manchmal einige Übung braucht, um eine angemessene Zeiteinteilung zwischen Therapien und Zeit für die Gutachtenerstellung zu finden. Meiner Erfahrung nach ist es je nach Komplexität, Aufwand und Beanspruchung durch Therapien gut möglich, in der Praxis ca. 5 bis 10 Strafrechtsgutachten pro Jahr zu erstellen.

»Patientenprofil«

Ich habe gute Erfahrungen damit gemacht, eine Praxis mit forensisch-psychiatrischem Schwerpunkt wirklich als Schwerpunktpraxis zu führen. Dies bedeutet, dass auch allgemeinpsychiatrische Patienten Platz finden bzw. zur Abklärung und Behandlung aufgenommen werden sollten. Angesichts dessen, dass diese Arbeit ja nicht in einem grösseren institutionellen Rahmen stattfindet, hilft dies die Bodenhaftung zu bewahren und sich auch darüber im Klaren zu bleiben, dass das forensische Klientel eine kleine Population innerhalb des psychiatrischen Klientels ist. Bei den meisten Menschen mit psychischen Störungen stehen nicht Legalüberschreitungen und deren Behandlung im Zentrum der Aufmerksamkeit. Natürlich kann es auch bei dieser Population zu akut fremdgefährlichem Verhalten kommen. Dies steht dann meist im unmittelbaren Zusammenhang mit einer akut exazerbierten, seelischen Verfassung und erfordert manchmal eine Sofortmassnahme, die dem Schutz der Person gilt, bei der man davon ausgeht, dass sie nicht mehr in der Lage ist, selbständig darauf bedacht zu sein, anderen und/oder gegebenenfalls sich selbst nichts anzutun. Es zeigen sich z.B. unmittelbare Zeichen einer akuten Selbst- oder Fremdgefährdung. Hier besteht die Möglichkeit einer fürsorgerischen Unterbringung. Da es sich um eine zivilrechtliche Schutzmassnahme handelt und nicht um eine Sanktion, sind die Voraussetzungen für eine fürsorgerische Unterbringung ebenso wie die Zeitspanne der Gültigkeit grundlegend anders definiert als beim strafrechtlich begründeten Freiheitsentzug.

Im Rahmen des forensisch-psychiatrischen Scherpunktes konnten in den vergangenen Jahren in meiner Praxis ambulant Patienten mit folgendem **Deliktprofil** behandelt werden: Urkundenfälschung, Diebstahl, Trickdiebstahl, Betrug, Drohung, verschiedene Formen der häuslichen Gewalt, Patienten, die pädosexuelle Übergriffe begangen haben *(keine sadistisch-pädosexuellen Handlungen oder Handlungen mit schweren körperlichen Verletzungsfolgen; Patienten, die solche Delikte begangen haben, werden im Allgemeinen nicht ambulant unter Freiheitsbedingungen behandelt)*, Patienten, die illegale Pornographie konsumiert haben *(Kinderpornographie etc.)*, Exhibitionismus, Gefährdung des Lebens, Raub, Legen einer Feuersbrunst, Vergewaltigung, Patienten, die Delikte begangen haben mit oder in Kombination mit Verstössen gegen das Betäubungsmittelgesetz, Fahren im nicht fahrfähigen Zustand, Körperverletzung, Brandstiftung, Tätlichkeit, Sachbeschädigung, Entziehung von Unmündigen, Nötigung; Nachbehandlungen im Rahmen einer bedingten Entlassung aus einer Gefängnisstrafe oder einer stationären Massnahme z.B. nach Tötungsdelikten oder auch nach Kindstötung.

Die Patienten wiesen u.a. folgendes diagnostisches **Störungsprofil** auf: Persönlichkeitsstörungen, Störungen aus dem schizophrenen Formenkreis nach ICD10[2], wahnhafte Störungen; Pädosexualität *(ohne Persönlichkeitsstörung)*, Patienten mit Aggressions- und/oder Steuerungsproblematik, Impulskontrollstörungen *(z.B. Kleptomanie)*.

2 Internationale Klassifikation psychischer Störungen ICD10, Kapitel V (F), Klinisch-diagnostische Leitlinien, Weltgesundheitsorganisation WHO, Hans Huber Verlag, 7. überarbeitete Auflage, 2010.

Darüber hinaus erweitert sich das Patientenprofil in einer Schwerpunktpraxis mit der Zeit z.B. in dem Sinne, dass auch Verwandte von Delinquenten, Opfer oder ehemalige Opfer sich anmelden. Auch Hausärzte bitten gelegentlich um eine konsiliarische Beurteilung im Zusammenhang mit Fragen z.B. von »häuslicher Gewalt«. Patienten z.B. mit pädosexueller Orientierung oder einer Disposition zur aggressiven Dekompensation melden sich gelegentlich freiwillig an. Diese haben zum Teil ein bemerkenswertes Risikobewusstsein und ersuchen um eine spezialisierte Behandlung auf freiwilliger Grundlage.

Zur Behandlung

Während Standards für die Erstellung strafrechtlicher Gutachten sich in den letzten Jahren in der Schweiz etabliert haben, meist auf kantonaler Ebene, hat die Kenntnis über die Behandlung von Straftätern mit psychischen Störungen demgegenüber verhältnismässig wenig Verbreitung gefunden. Vieles deutet darauf hin, dass die Effektivität von Straftäterbehandlungen sehr von der Kenntnis der Fachpersonen über Rückfallrisiken abhängt sowie von psychosozialen Einstellungen, Werten und Verhaltensweisen des Täters. Kriminogene Bedürfnisse und antisoziale Einstellungen werden im Allgemeinen als eine der härtesten Prädiktoren für Rezidive genannt. Demzufolge implizieren heute die meisten Behandlungen von Straftätern mit psychischen Störungen, dass es darum geht, Einstellungsverzerrungen zu verändern, das Wissen um die Delikte zu verbessern und Notfallpläne zu entwickeln. Vieles spricht dafür, dass die gesetzten Ziele in die Grundlage einer auf die Erwachsenenebene fokussierenden therapeutischen Beziehung eingebunden sein sollten, mit allen damit verbundenen Implikationen. Im Folgenden möchte ich versuchen darzulegen, welche Aspekte in der Behandlung Beachtung finden sollten und auf dem Hintergrund ausreichender praktischer Erfahrung, eines fundierten forensisch-psychiatrischen Wissens, psychologisch-psychotherapeutischer Kenntnisse und Fähigkeiten, gewisser pädagogischer Grundlagen und kriminologischer Kenntnisse sowie Kenntnis über die politischen, juristischen Grundlagen des Rechts eingesetzt werden sollten.

Erreichbarkeit

Für den niedergelassenen forensischen Psychiater ist zu beachten, dass er eine 24 Stunden, also Rundum-Erreichbarkeit organisieren sollte. Dies heisst nicht, dass er oder sie selbst rund um die Uhr das ganze Jahr jederzeit zur Verfügung stehen muss; jedoch sollte jedem Patienten klar sein, wie und wen er im Notfall kontaktieren kann. Es gibt Regionen, wo in diesem Kontext grundsätzlich ein ärztlich-psychiatrischer Notfalldienst zur Verfügung steht und der verantwortliche Kollege/die Kollegin gegebenenfalls weiss, wie der behandelnde Arzt oder die behandelnde Ärztin zu erreichen wäre. Es besteht auch die Möglichkeit, einen diensthabenden Kollegen bei sich anbahnenden Risikosituationen vorher zu informieren und anzugeben, wie und in welchem Umfang man gegebenenfalls erreichbar ist. Manchmal erklären sich auch die ambulanten, forensischen Institutionen vor Ort bereit, vorübergehende Vertretungen z.B. im Rahmen von Ferienvertretungen zu übernehmen.

Abklärungsphase

Im Allgemeinen wird der niedergelassene forensische Psychiater vom Vertreter einer Ermittlungsbehörde, z.B. Staatsanwaltschaft, oder vom Bewährungsdienst angefragt, ob er Kapazität und die Bereitschaft hat, die Behandlung eines Angeschuldigten oder eines Straftäters zu übernehmen. Ich habe gute Erfahrungen mit folgenden Vorgehen gemacht: Wenn Kapazität vorhanden ist, lasse ich mir bereits am Telefon kurz den ungefähren Rahmen *(z.B. Anlassdelikt, Störungsbild)* der vorgesehenen Behandlung schildern. Habe ich den Eindruck, dass anhand dieses stichwortartigen Screenings eine Behandlung möglich sein könnte, bitte ich darum, mir die relevanten Akten zuzuschicken. Diese umfassen im Allgemeinen: Gutachten *(so vorhanden, bei Erstbegutachtung das laufende Gutachten, sonst auch alle weiteren Vorgutachten),* Urteil(e) *(aktuelles Urteil und frühere Urteile)*, gegebenenfalls die erste Einvernahme, allfällig vorhandene Massnahmeberichte.

Vor der Übernahme einer Behandlung sollte man den Patienten kennenlernen. Es kann sein, dass man ihn deshalb im Gefängnis oder einer Massnahmeeinrichtung aufsuchen muss. Oftmals wird der Erstbesuch aber auch in der Praxis stattfinden können.

Im Allgemeinen reichen zwei, maximal drei Konsultationen aus, um sich auf einen angemessenen Informationsstand über die Möglichkeiten *(oder die Unmöglichkeit)* einer Behandlung bringen zu können. In Einzelfällen ist eine Beurteilung auch nach einer Konsultation möglich. Neben dem klinischen Interview und der Erhebung eigener Befunde im Hinblick auf das zu behandelnde Delikt bzw. die Behandlungschancen empfiehlt es sich dringend, die eigene klinische Untersuchung mit einem etablierten Risikoinstrument zu reflektieren. Nicht alle Risikoinstrumente eignen sich für die Risikokalkulation im Hinblick auf Delikte, bei denen es sich nicht um Kapitaldelikte oder sogenannt schwere Delikte im engeren Sinne handelt. Die in der Schweiz sehr gebräuchliche »Dittmannliste«[3/4] z.B. ist ausdrücklich gedacht für Straftäter, die schwere Gewaltdelikte begangen haben *(»besonders gefährliche Straftäter«).* Unter Berücksichtigung dieses Aspekts sind z.B. die europäisierte Version des HCR20 ursprünglich von Webster in Kanada entwickelt, modifiziert von Müller Isberner, oder auch das von Urbaniok F. entwickelte Risikoinstrument FOTRES geeignet.[5/6/7]

An dieser Stelle soll nicht unerwähnt bleiben, dass ich die strikte Auffassung vertrete, dass Risikokalkulation mit Hilfe eines »Risikoinstruments« der Ergänzung und der Reflektion der klinischen Erhebung und des Aktenstandes dienen und nie die klinische Untersuchung ersetzen darf.

Aus grundsätzlichen rechtspolitischen Erwägungen heraus lehne ich, **wenn es nicht zu aktenkundigen Legalüberschreitungen gekommen ist, den »präventiven« Einsatz eines Risikoinstruments ab.** Klinische Untersuchungen, die einen

3 Dittmann, V.: Die schweizerische Fachkommission zur Beurteilung »gemeingefährlicher« Straftäter, in Müller Isberner, R.: Forensische Psychiatrie: Schuldfähigkeit, Kriminaltherapie, Kriminalprognose, Forum Verlag Godesberg, 1998, S. 173–185.

4 Dittmann, V.: Beurteilung des Rückfallrisikos besonders gefährlicher Straftäter. Rückfallrisikobeurteilung nach Dittmann (»Dittmannkatalog«). Psychiatrische Universitätsklinik Basel, 2000.

5 Webster, C.D., Douglas, K.S., Eaves, D. & Hart, S.D. (1997): HCR-20: Assessing Risk for Violence, Version 2 Vancouver: Mental Health, Law and Policy Institute, Simon Fraser University, 1997.

6 Müller Isberner, R., Jöckel, D., Cabeza, S.G., Webster, C.D., Dopuglas, K.S., Eaves, D. & Hart, S.D. (1998): Modifizierte und adaptierte Übersetzung von Assessing Risk for Violence, Die Vorhersage von Gewalttaten mit dem HCR20.

7 Urbaniok, Frank, FOTRES, Forensisches Operationalisiertes Therapie-Risiko-Evaluations-System, Zytglogge, 2004.

Patienten und ggf. Angehörige unterstützen sollen, Legalüberschreitungen zu vermeiden, sind von ihrem Charakter her grundsätzlich anderer Natur als solche im Rahmen von strafrechtlichen Massnahmen oder Sanktionen. Diese Auffassung wird möglicherweise nicht von allen Kollegen gleichermassen geteilt. Ich halte sie dennoch für wohlbegründet. Denken wir zum Beispiel daran, dass in unserem Rechtsstaat bis zum Beweis des Gegenteils die Unschuldsvermutung gilt, denken wir an den Satz »im Zweifelsfall für den Angeklagten« etc. etc. Angesichts dessen, dass statistisch gesehen schwere Gewaltstraftaten im deutschsprachigen Raum eher im Abnehmen begriffen zu sein scheinen, ist m.E. die geringfügige Unsicherheit, die dadurch entstehen kann, wenn man auf eine solche »präventive« Risikokalkulation verzichtet ggf. klein im Abgleich mit den möglichen erdrutschartigen Folgen für das Rechtsgleichgewicht im anderen Fall. In diesem Kontext möchte ich darauf hinweisen, dass viele Anregungen bezüglich des Einsatzes von Risikoinstrumenten aus den USA stammen. So wertvoll viele dieser Untersuchungen und Anregungen sind, so notwendig ist es, Gemeinsamkeiten und Unterschiede vor allem auch bezüglich der rechtspolitischen Grundlagen zu kennen.

Erhebungen, die z.B. eng verknüpft sind mit den rechtlichen Spezifitäten, und politisch-gesellschaftlichen Gegebenheiten in den USA oder auch Kanada dürfen nicht einfach in die Schweiz »transferiert« werden.

Es empfiehlt sich noch innerhalb der Abklärungsphase aber bereits zu einem Zeitpunkt, an dem man zum Schluss gekommen ist, dass man die Behandlung wird übernehmen können, den Patienten mit den Modalitäten der Behandlung im Rahmen von gerichtlichen Weisungen und Massnahmen vertraut zu machen.

Gerichtlich angeordnete Behandlungen unterscheiden sich in mancherlei Hinsicht von Behandlungen, die die Patienten freiwillig eingehen, z.B. besteht keine uneingeschränkt freie Arztwahl. Es besteht ein gelockerter Geheimhaltungsmodus. Der Patient kann die Behandlung nicht beginnen und beenden, wann er es möchte, etc. etc. Unsicherheiten in diesem Kontext können die Etablierung eines Therapiebündnisses behindern. Sie können dazu führen, dass der Patient z.B. eine extreme Ungleichheit erlebt. *(»Der Psychiater/die Psychiaterin kann Dinge über mich an die Behörde herausgeben und ich weiss darüber nichts.« »Was kann ich meinem Psychiater anvertrauen und was nicht.« »Inwieweit arbeitet er mit der Polizei zusammen?« »Werden Berichte über mich verfasst, über deren Inhalt ich keine Ahnung habe?« »Muss ich damit rechnen, dass ich meinem Psychiater etwas erzähle und am nächsten Tag die Polizei vor der Türe steht?« »Gelingt es mir, ihn zu meinem Bündnispartner zu machen, wir beide gegen den Rest der Welt?« usw. usw.)* Um die Schwierigkeiten, die sich so in der Behandlung stellen können, zu reduzieren, schliesse ich wie andere Kollegen, die in diesem Bereich arbeiten, mit meinen Patienten eine Behandlungsvereinbarung ab.

In dieser Vereinbarung werden verschiedene für beide *(sowohl für den Therapeuten wie auch für den Patienten)* verbindliche Aspekte niedergelegt und Fragen dahingehend beantwortet, was man voneinander erwarten kann. Auch sind in einer solchen Behandlungsvereinbarung die Regeln im Umgang mit der Geheimhaltungspflicht dargelegt. Im Grunde werden die geltenden rechtlichen Richtlinien in verständlicher Sprache dargestellt. Diese Art des Vertrages ermöglicht es, mehr Gleichwertigkeit in der Beziehung zwischen Psychiater/Psychotherapeut und Patient festlegen zu können. Durch die Transparenz in der Darlegung der rechtlichen Grundlagen hat auch der Patient die Möglichkeit, seinen Arzt/Therapeuten auf die dort niedergelegten Aspekte zu verpflichten. Er weiss, was an wen und unter welcher Bedingung nach »draussen« gehen kann und was nicht. Er steht von Anfang an mehr im Bewusstsein einer Eigenverantwortung für den Verlauf der Therapie.

Kommt der Psychiater zum Schluss, dass er die Behandlung übernehmen wird, können nach entsprechender Entbindung vom Arztgeheimnis durch den Patienten dem Auftraggeber die Möglichkeiten und Risiken der Behandlung im Hinblick auf das Anlassdelikt mündlich oder schriftlich kommuniziert werden.

Deliktorientierte Behandlung

Die Behandlung basiert auf dem Charakteristikum personaler Veränderungen. Aus diesem Grunde ziehe ich es vor, nicht mit strikten Phasenmodellen bzw. Modulen, z.B. verhaltenskognitiven Modulen, zu arbeiten, da dies an der Dynamik der deliktorientierten Therapie meiner Meinung nach vorbeigeht und der Elastizität, die eine personale Veränderung erfordert, nicht entspricht. Aufbauend darauf zielen Interventionen in erster Linie auf individuell zu erhebende Patientenmerkmale, die nach dem gegenwärtigen, empirischen Kenntnisstand kriminogene Faktoren sein können. Müller-Isberner und Euker[8] geben in ihrem Beitrag über (stationäre) Behandlung im Massregelvollzug im Standardwerk von Venzlaf/Foerster eine praktikable Übersicht über Verhaltensweisen, die je nach individueller Voraussetzung der Patienten zu kriminogener Einstellung gehören können, z.B. antisoziale Ansichten, Einstellungen und Gefühle; Kontakt zu andern Antisozialen; Identifikation mit antisozialen kriminellen Rollen, Modellen und Werten; Mangel an sozialen und zwischenmenschlichen Fähigkeiten; Impulsivität; Unfähigkeit zu planen und konzeptionell zu denken; Unfähigkeit, Schwierigkeiten vorherzusehen und zu umgehen; Egozentrik; konkretistisches, starres und zuweilen irrationales Denken; Störung der Selbstkontrolle und des Selbstmanagements; schlechte Problemlösefähigkeiten sowie substanzgebundene Abhängigkeit.

8 Müller Isberner R. & Euker S., Unterbringung im Massregelvollzug gemäss § 63 StGB, Die Praxis der Behandlung in: Venzlaff u. Foerster K.; Psychiatrische Begutachtung; ein praktisches Handbuch für Ärzte und Juristen. 5. Auflage, Urban & Fischer 2009, S. 411–469.

Wer Erfahrung hat in der Behandlung von Straftätern weiss, dass der Umgang mit dem Delikt in der Initialphase der Behandlung oft durch Externalisierung von Verantwortung, Bagatellisierung und durch »nützliche Mythen« charakterisiert ist.

Anhand dieser Darlegungen wird deutlich, dass die Behandlung im Rahmen von Massnahmen und Weisungen vor allen Dingen auf die Veränderung der deliktrelevanten Aspekte abzielen muss. Die deliktorientierten Behandlungen versuchen, dem Patienten das Handwerkszeug zu vermitteln, welches es ihm ermöglichen kann, für die Zukunft deliktfrei zu leben. Dies heisst indessen auch, dass der Patient gewisse mehr oder weniger auffällige psychopathologische Symptome beibehalten kann und sofern diese nicht deliktrelevant wirksam waren, trotzdem ohne weiteres aus der Weisung oder Massnahme entlassen werden kann und sollte. Diese Einstellung wurde in der Vergangenheit und wird auch gegenwärtig noch oft kritisiert. Viele vor allen Dingen tiefenpsychologisch arbeitende Kollegen bezeichnen sie als oberflächlich und schematisch. Ich halte dies für eine Interpretation, die an unseren Rechtsgrundlagen vorbeisieht. Patienten, die im Rahmen einer Weisung oder einer gerichtlichen Massnahme in die Behandlung kommen, stehen damit unter dem Einfluss einer Massnahme, die ihre persönliche Freiheit einschränkt. In diesem Kontext die Entlassung aus der Massnahme von einer Heilung der Persönlichkeit, was immer das heissen mag, abhängig zu machen, könnte zur Folge haben, dass diese Personen unnötigerweise über Jahre oder Jahrzehnte in ihrer Freiheit eingeschränkt wären, z.B. zu einer Behandlung verpflichtet würden, obwohl die Aspekte, die zu der die Freiheit beeinträchtigenden Massnahme geführt haben, nicht mehr wirksam sind.

Wenn ein Patient nach der deliktorientierten Behandlung eine darüber hinausgehende Therapie auf freiwilliger Basis zur Veränderung störender Persönlichkeitseigenschaften machen möchte, steht ihm das frei, ja ein solcher Schritt ist unter Umständen sogar zu befürworten. Es rechtfertigt sich jedoch nicht, ihn deshalb unter dem Einfluss einer freiheitsbeschränkenden Massnahme zu belassen.

Bei einem Patienten z.B., der unter dem Einfluss einer Störung z.B. aus dem schizophrenen Formenkreis nach ICD10 ein Kapitaldelikt begangen hat und bei dem dieses Delikt mit der Störung in unmittelbarem Zusammenhang steht, kann es ausreichen, dass er wenige Jahre im Rahmen einer stationären Massnahme medikamentös behandelt wird, Kenntnis darüber hat auf Risikozeichen zu achten, eine Medikamentenkenntnis und eine ausreichende Compliance entwickelt. Er kann aus der Massnahme entlassen werden. Es ist nicht zu erwarten, dass in Zukunft ein nennenswertes Risiko von ihm ausgeht, soweit er sich z.B. vor dem erneuten Auftreten einer wahnhaft aggressiven Entgleisung zu schützen weiss *(z.B. durch die zuverlässige Einnahme einer neuroleptischen Medikation).* »Geheilt« im engeren Sinne ist er damit nicht.

Denkbar ist demgegenüber zum Beispiel folgender Ablauf, wenn nicht auf das Delikt, sondern die »Heilung« fokussiert wird: Ein Patient entwickelt sich zu einem freundlichen, arbeitsamen, keineswegs konfliktscheuen, im Grossen und Ganzen zeitgeistangepassten Zeitgenossen. Er kennt sich aus in allen Verletzungen seiner Kindheit und seines Umgangs damit; einen Einfluss auf sein Deliktverhalten muss dies nicht zwangsläufig haben, d.h., er delinquiert unter Umständen weiter, weil auf den deliktrelevanten Anteil nicht fokussiert wurde bzw. er den Anteil nicht kontrollieren kann.

Ich habe in meiner Praxis Patienten gehabt, die aus der Massnahme bzw. aus einer Weisung entlassen wurden, die auch heute noch im höchsten Masse auffällig sind, zeitweise psychosenahe Verhaltensweisen zeigen *(die nicht deliktentscheidend waren oder sind)*, nicht in der freien Wirtschaft arbeiten können, die aber seit sie aus der Weisung oder Massnahme entlassen sind nicht mehr in ihrem Anlassdelikt rückfällig geworden sind.

Die psychiatrisch-psychotherapeutische Arbeit mit straffällig gewordenen Menschen ist weder für den Patienten noch für den Arzt/Psychotherapeuten eine »kuschelige« Angelegenheit. Konzentration und ein hoher Einsatz sind erforderlich. Dazu gehört, dass Grundregeln bestehen sollten, die klar vermittelt und handlungsrelevant umgesetzt werden. Bei Gewaltandrohung und Gewaltanwendung darf keine Toleranz ausgeübt werden. Der therapeutische Raum ist kein rechtsfreier Raum. In der Behandlungsvereinbarung, die ich mit meinen Patienten verwende, ist z.B. festgelegt, dass die Patienten mich nicht bedrohen dürfen. Dieser Satz wird vielleicht von manch einem, der diese Zeilen liest, mit Schmunzeln quittiert und als Selbstverständlichkeit erachtet. Es scheint nicht immer selbstverständlich zu sein. Unabhängig davon, welcher Schule man angehört, auch wenn man mit dem Modell einer sog. »Übertragung« arbeitet, ist es nicht statthaft, dass der Patient gewalttätige Äusserungen macht oder gewalttätig wird *(gegenüber dem Therapeuten und anderen Personen)*. Ich betrachte solche Verhaltensweisen nicht als Entwicklung und Fortschritt in der Therapie. Auch wenn es solche Momente im Rahmen einer »Übertragung« geben mag, muss ein Rest »Erwachsensein« im Hier und Jetzt wirksam bleiben, sodass solch ein Verhalten unterbleiben kann.

In der deliktorientierten Arbeit ist **handlungsrelevante** Konsequenz gefordert vom Patienten bezüglich der zu erreichenden Ziele in der Deliktarbeit, vom behandelnden Psychiater ggf. Psychologen im Umgang mit Aspekten, die die Therapie behindern, erschweren oder ggf. verunmöglichen. Dieser Konsequenz kann und muss Elastizität eigen sein. Gewisse Rahmenbedingungen dürfen jedoch nicht überschritten werden. Die Patienten schätzen dies im Allgemeinen, weil das Verhalten des Therapeuten für sie so eher verlässlich erscheint und der therapeutische Ablauf nicht durch vermeidbare Unberechenbarkeiten gestört wird *(einmal reagiert der Therapeut so, ein anderes Mal so, ein drittes Mal hat er selber einen schlechten Tag und solidarisiert sich vielleicht, wenn der Patient droht; dann wird es ihm zu viel, er ruft die Bewährungshilfe an und klagt dieser über mangelnde Fortschritte in der Therapie etc. etc.)*. Der bereits eingangs erwähnte Behandlungsvertrag eignet sich sehr, diese Art der Verlässlichkeit zu etablieren. Zu dieser therapeutischen Haltung gehört auch, dass ein Rückfall nie der Therapie förderlich ist. Der Mythos des »Rückfalls als Chance« wird von mir wie auch von andern deliktorientiert arbeitenden Therapeuten und Gerichtspsychiatern nicht geteilt. Weniger wichtig erscheint mir, dass ein Patient von Anfang an motiviert ist. Patienten würde diese Forderung ggf. sogar in eine Zwickmühle bringen. Wenn ein Patient Motivation signalisieren muss, um eine Chance zu erhalten, eine ambulante Massnahme unter Freiheitsbedingungen absolvieren zu können und keine Haftstrafe absitzen zu müssen, braucht es keine grossen psychologischen Kenntnisse, um zu vermuten, dass nicht bei jedem die Therapiemotivation für die Entscheidungsfindung massgebend war. Für die Patienten ist es oft eine Erleichterung, wenn sie spüren, dass der Therapeut dies weiss und irgendwo auch menschlich nachvollziehbar findet, aber dass er erwartet, dass mit der Zeit eine Eigenmotivation entsteht. Das heisst, der Patient muss nicht motiviert, aber motivierbar sein. Letzteres wird den realen Gegebenheiten und der Elastizität oder auch Plastizität der therapeutischen Beziehung mit deliktorientiertem Fokus eher gerecht.

Erfolgsversprechende, **allgemeine Interventionen** im Hinblick auf Rückfallprävention können sein[9]:

»Veränderung antisozialer Haltungen einschliesslich der Förderung der Verantwortungsübernahme für die Konsequenzen des eigenen Handelns; Veränderung antisozialer Gefühle, besonders der Hostilität und des Misstrauens, Reduktion der Kontakte mit anderen Antisozialen; Förderung von Kommunikation, emotionaler Zuwendung und Unterstützung mit/zu/durch nichtprofessionelle Sozialpartner *(Aufbau eines sozialen Netzes)*. Fördern der Identifikation mit prosozialen Vorbildern; Ersetzen der »Fertigkeiten« *(Hervorhebung durch Autorin)* des Lügens, Stehlens und aggressiver Durchsetzung eigener Bedürfnisse durch prosoziale Alternativen; Reduktion und Aufgabe des Substanzmissbrauchs; Veränderung von Verstärkerstrukturen in der Beziehungsgestaltung, der Arbeit und Beschäftigung, den Freizeitaktivitäten und anderen individuell bedeutsamen Lebensbereichen, so dass nichtdelinquente Aktivitäten ganz einfach bevorzugt werden; Steigerung der Selbstkontrolle, des Selbstmanagements und der Problemlösefertigkeiten, Überwindung der persönlichen und situationsbedingten Widerstände gegenüber Überwachung, Kon-

9 Müller Isberner R. & Euker S., Unterbringung im Massregelvollzug gemäss § 63 StGB, Die Praxis der Behandlung in: Venzlaff u. Foerster K.; Psychiatrische Begutachtung; ein praktisches Handbuch für Ärzte und Juristen. 5. Auflage, Urban & Fischer 2009, S. 411–469, spez. S. 437.

trolle und Behandlung einschliesslich der ambulanten Weiterbetreuung nach Entlassung *(im Einzelfall; Anmerkung der Autorin)*; Sicherstellung der Fähigkeit, Risikosituationen zu erkennen und Verfügbarkeit eines realisierbaren Plans, wie mit diesen Risikosituationen umgegangen werden kann; *(gegebenenfalls; Anmerkung der Autorin)* Bereitstellung von belastungsarmen und beschützenden Lebensbedingungen für chronisch psychisch kranke Menschen.«

Die **spezifische Deliktarbeit** kann darüber hinaus beinhalten[10]:

Offenlegen des Deliktverhaltens (inklusive Dunkelfeld); Deliktrekonstruktion; Arbeit an kognitiven Verzerrungen; Phantasiearbeit und -kontrolle, Arbeit mit dem »Delikttteil«. Erstellen einer individuellen Risikomatrix; Ressourcenaktivierung und Coping; Opferempathie etc.

10 Vettiger R., Psychiatrisch, Psychologischer Dienst der Justizdirektion des Kantons Zürich, Ambulanter Vollzug strafrechtlicher Massnahmen, Königsfelden 2010. Oder im Internet: www.justizvollzug.ch, www.FOTRES.ch /www.iotschweiz.ch.

Medikamente

Es ist selbstverständlich, dass der Einsatz psychopharmakologischer Medikation Teil der Behandlung sein kann, gelegentlich sogar sein muss. Die Behandlungen in diesem Kontext entsprechen denen, wie sie in der gängigen Fachliteratur nachzulesen oder auch bekannt sind und sollen an dieser Stelle nicht speziell erörtert werden. Bezogen auf das ambulante Setting möchte ich erwähnen, dass es sinnvoll sein kann, Patienten im ambulanten Setting, die unter Freiheitsbedingungen leben, zu empfehlen, eine Notfallmedikation mit sich zu tragen *(z.B. Sedativa, sedative Neuroleptika)*. Für Patienten z.B. mit Impulskontrollstörungen kann es ggf. entscheidend sein, dass sie dem Druck eines deliktorientierten Antriebs frühzeitig und wirksam durch die Einnahme eines Psychopharmakons begegnen können.

Schuldensanierung

In manchen Fällen kann es für den Gesamtverlauf von entscheidender Bedeutung sein, von vorneherein mit Unterstützung der Bewährungshilfe oder sozialer Dienste auf eine Schuldenregulierung zu achten. Dieser Aspekt wird gerade bei Patienten, die z.B. vorher eine Haftstrafe abgesessen haben oder eine lange legalrelevante Vorgeschichte haben, oft vernachlässigt. So kann es dann vorkommen, dass jemand recht gut der Weisung oder Massnahme nachgekommen ist und auch dafür Sorge getragen hat, seine deliktrelevanten Risiken angemessen zu reduzieren, dass er sich aber nach Abschluss der Massnahme mit einem Schuldenberg von 100 000en von Franken konfrontiert sieht. Im Allgemeinen treffen die Forderungen der Gläubiger mit aller Wucht und unerbittlich ein, sobald die gerichtliche Massnahme oder Weisung u.Ä. abgeschlossen ist. Dies kann das ganze Massnahmeergebnis gefährden. Darauf zu achten, dass die Patienten früh eine Schuldensanierung in die Wege leiten, kann sich sehr segensreich auswirken. Meine Erfahrung ist zudem auch, dass die Gläubiger, wenn sie sehen, dass entgegen ihrer Erwartung doch noch eine handlungsrelevante Bemühung unternommen wird, die Schulden abzutragen, zum Teil ausgesprochen grosszügig und durchaus bereit sind, einen Teil der Schuld bzw. eine Restschuld zu erlassen.

Angehörige und Zusammenarbeit mit anderen Stellen

Der Einbezug von Bekannten oder Verwandten in die Behandlung kann, wenn auch nicht in jedem Fall notwendig, das Behandlungsresultat verbessern. Ich handhabe es z.B. im Kontext der Bearbeitung antisozialer Einstellungen so, dass relevante Beziehungspersonen, insbesondere die Partnerin *(nicht jede Zufallsbekanntschaft und auch nicht zwangsläufig eine Affäre)*, über für eine Partnerschaft relevante Aspekte informiert werden sollte. Ein Beispiel wäre z.B. der Täter, der in seiner Vorgeschichte einen pädosexuellen Übergriff begangen hat und deshalb in Behandlung steht und bei dessen neuer Partnerin ein Kinderwunsch besteht. In einem solchen Fall sollte der Täter seiner Partnerin die notwendigen Informationen über seine Delikte mitteilen. Ich spreche jeweils genau mit dem Patienten durch, welche Mitteilungen relevant sein könnten und welche weniger wichtig sind. Es geht hier nicht um eine Beichte und/oder um die Übermittlung aller Details, sondern darum, dass im Hinblick darauf, dass eine Beziehung aufgebaut wird, die relevanten Sachverhalte kommuniziert werden. Grosse Hürden habe ich dabei noch nie überwinden müssen. Meinen Patienten hat es eingeleuchtet, dass auch sie im umgekehrten Falle wissen möchten, mit wem sie, wenn die Beziehung zumindest auf Mittelfristigkeit angelegt ist, zusammen sind. Wenn sich meine Patienten in die umgekehrte Situation eindenken/einfühlen *(dies gehört in den Bereich Empathie, die eigenen Interessen einmal unter einer anderen Perspektive wahrnehmen),* finden wir im Allgemeinen immer einen guten Weg, welche Informationen wie mitgeteilt werden.

Bei Patienten, die im Rahmen einer Weisung oder Massnahme die Behandlung aufsuchen, habe ich sehr gute Erfahrungen gemacht, über die jährliche Berichtserstattung an die Vollzugsbehörde hinaus zu einer gemeinsamen Standortbestimmung einmal im Jahr mit der Bewährungshilfe einzuladen. Es hilft übertriebene Exklusivität in der Therapie zu vermeiden. Manche Bewährungshelfer werden von den Patienten durchaus auch als Vertrauensperson wahrgenommen. Solche Standortgespräche können die Entwicklung von sozialer Kompetenz insofern fördern, als der Patient die Erfahrung machen kann, dass Personen durchaus unterschiedliche Standpunkte einnehmen bzw. verschiedene Perspektiven haben und dies einer Verständigung nicht im Wege steht.

Manche Patienten haben ein gutes Verhältnis zu ihrem Hausarzt. Ich habe die Erfahrung gemacht, dass es Hausärzte gibt, die mit erstaunlichem Geschick angemessene, medikamentöse Einstellungen im Kontext strafrechtlich relevanter Handlungen einzuleiten vermögen und einen wohlwollenden, aber konsequenten, angemessenen Umgang mit solchen Patienten pflegen können. Dies ist eine wichtige »soziale Quelle«, besonders auch unter dem Gesichtspunkt, dass der Hausarzt für den Patienten eine Person ist, der er vertraulich begegnen kann und die ausserhalb des »Weisungs-/Massnahmesettings« steht.

Zur Evaluation

Seit Eröffnung meiner Praxis (im August 1999) bis Ende 2011 habe ich 62 Patientinnen und Patienten *(2 Patientinnen)* im Kontext eines Verfahrens, einer gerichtlichen Anordnung oder einer Nachbehandlung/Bewährungsauflage behandelt bzw. sie sind noch in Behandlung.

Ich habe meine Unterlagen durchgearbeitet. Wenngleich ich mit meinen Angaben keinen Anspruch auf Vollständigkeit erheben kann, sind mir folgende Aussagen möglich: Anhand meiner Unterlagen wurde ich bei 65 Patienten angefragt, ob ich die Behandlung im Rahmen eines Verfahrens, einer Weisung oder Massnahme oder einer Bewährung übernehmen würde. In 62 Fällen habe ich dies getan. In 3 Fällen blieb es bei der Abklärung und ich habe eine Behandlung abgelehnt. 38 Patienten haben die Behandlung regulär abgeschlossen. 8 Patienten haben sie abgebrochen, 1 Patient wurde ausgewiesen.

In 5 Fällen wurde die Behandlung aus »strukturellen Gründen« beendet. Strukturelle Gründe bedeuten in diesem Fall, dass entweder der Justizvollzug oder eine andere Behörde oder Institution eine Beendigung der Behandlung oder einen Therapeutenwechsel wünschten, obwohl der Behandlungsverlauf unter deliktrelevanten Gesichtspunkten gut war. Diese Art des »Therapeutenwechsels« ist in jedem Fall unerwünscht und impliziert Risiken für die Gesellschaft und den Patienten. Sie ist ein Beispiel dafür, wie es sich auswirkt, wenn »die Politik mit sich beschäftigt ist« ungeachtet der Risiken für die Allgemeinheit.

Ein Patient wechselte den Therapeuten in Absprache mit mir und dem Justizvollzug.

Neun Behandlungen waren im Gang während der Zeit, als dieser Beitrag verfasst wurde.

Von denjenigen, die die Behandlung regulär abgeschlossen haben, kommen/kamen 10 Patienten regelmässig oder bei speziellen Problemstellungen freiwillig zur Therapie.

Zudem habe ich seit 1999 fünf Patienten und eine Patientin im Kontext von Verkehrsdelikten und/oder verkehrsmedizinischen Massnahmen behandelt. Von diesen waren vier auch mit anderen Legalüberschreitungen auffällig geworden. Von den 4 Patienten waren 3 bereits bei mir in einer laufenden Behandlung im Rahmen einer strafrechtlichen Weisung oder Massnahme. Vier der fünf verkehrsmedizinischen Massnahmen sind abgeschlossen, eine wurde abgebrochen, eine ist laufend. Ein Patient, dessen Massnahme abgeschlossen ist, besucht die Behandlung weiterhin freiwillig.

Diese Darstellung betrifft nur Patienten, die ich selber behandelt habe; nicht eingeschlossen sind Behandlungen von Kollegen, die zeitweise in meiner Praxis mitgearbeitet haben. Nicht einbezogen in diese Aufstellung sind auch Patienten, die früher einmal in mehr oder weniger grossem Umfang straffällig geworden waren, aktuell nicht unter einer Bewährung standen und auch nicht in ein Strafverfahren verwickelt waren, aber mich freiwillig aus verschiedenen Gründen konsultierten. Nicht einbezogen in diese Aufstellung sind auch Patienten, die z.B. unter einer Aggressions- und Steuerungsproblematik oder einer Sexualdeviation wie z.B. Pädosexualität litten/leiden und primärpräventiv meine Praxis aufsuchten/aufsuchen, damit es gar nicht erst zu einem Delikt kommt. Nicht einbezogen sind auch Abklärungen und Behandlungen von Patienten, die z.B. in einer Freizeitorganisation im Umgang mit Kindern auffielen bzw. ansatzweise einen Übergriff an einem Kind einräumten, oder auch Personen, die im Umgang mit Kindern und Jugendlichen auffällig waren, z.B. Nähe/Distanzprobleme hatten, aber keine Taten von strafrechtlicher Relevanz begangen hatten, d.h. nicht in ein entsprechendes Verfahren verwickelt waren.

Von den Patienten, die die Behandlung regulär abgeschlossen haben, ist meiner Kenntnis nach bis anhin keiner im Anlassdelikt oder einem dem Anlassdelikt vergleichbaren oder gar schwereren Delikt rückfällig geworden. Dies gilt auch für die Patienten, die wegen Verkehrsdelikten oder einer verkehrsmedizinischen Massnahme in der Behandlung waren. Dabei gilt zu berücksichtigen, dass diese Angabe keine exakte Schlussfolgerung zulässt, weil manche der Patienten die Behandlung Ende der 90er Jahre begonnen hatten und bereits in den ersten Jahren des 2. Jahrtausends abschliessen konnten, andere haben die Behandlung vor einigen Jahren begonnen und vor wenigen Monaten abgeschlossen etc.

Auch angesichts der Verschiedenartigkeit der Delikte und auch der Verschiedenartigkeit der Störungen lassen diese Angaben keine Schlüsse im engeren wissenschaftlichen Sinne zu. Zulässig erscheint mir jedoch die Aussage, dass vieles dafür spricht, dass deliktorientierte Behandlung unter ambulanten Bedingungen im Rahmen einer Niederlassung möglich und wirksam ist.

Es ist keine neue Information, dass ambulante »Kriminaltherapie« wirksam ist, sowohl in der Primärprävention wie in der Sekundär- und Tertiärprävention. Lau z.B. legt anhand einer Literaturübersicht dar, dass die kriminalpräventive Wirksamkeit von Straftäter- und Rechtsbrechertherapie als belegt gelten darf.

Eine positive Wirkung von »Kriminaltherapie« *(Reduktion der relevanten Rückfälligkeit)* konnte dabei insbesondere bei ambulant und gemeindenah durchgeführter Behandlung nachgewiesen werden.[11/12]

Dies betrifft Erfahrungen in forensisch-psychiatrischen Institutionen, die ambulante Behandlungen anbieten. Über Erfahrungen von niedergelassenen forensischen Psychiatern, die sowohl Gutachten erstellen als auch im Bereich der Durchführung von Massnahmen und Weisungen tätig sind, habe ich keine wissenschaftlichen Arbeiten aus dem deutschsprachigen Raum gefunden.

11 Lau S., Wirkt ambulante Kriminaltherapie? Literaturübersicht zur Effektivität gemeindenaher, rückfallpräventiver Massnahmen bei Straftätern und psychisch kranken Rechtsbrechern. Psychiatrische Praxis 2003; 30; S.119–126.

12 Leygraf W.: Ambulante Behandlungsmöglichkeiten in: Kröber H.-L. et al., Handbuch der forensischen Psychiatrie; Band 3, Psychiatrische Kriminalprognose und Kriminaltherapie. Darmstadt 2006, S. 242–254.

Die Kosten

Angesichts der von mir dokumentierten Erwägungen und auch Erfahrungen erscheint es mir legitim davon auszugehen, dass forensische Therapien im Rahmen der Niederlassung durchgeführt von spezifisch ausgebildeten Personen wirksam und auch kostengünstig sind. Der niedergelassene Psychiater zahlt Infrastruktur, Verwaltungsarbeiten, Buchhaltung etc. selbst. Die Behandlung psychisch kranker Rechtsbrecher wird von den Krankenversicherern übernommen. Der Kostenansatz entspricht in der Schweiz dem Tarmed-Ansatz. Im Allgemeinen beträgt die Behandlungsfrequenz anfänglich maximal 2 Stunden in der Woche, nach circa einem Jahr maximal eine Stunde in der Woche. Die Behandlungen brauchen etwas »Idealismus«, da der Realeinsatz im Allgemeinen die bezahlten Positionen übersteigt.

Fazit

Wie schon eingangs erwähnt, sollten die Möglichkeiten des niedergelassenen forensischen Psychiaters deutlich mehr genutzt werden. Forensische Therapie darf meines Erachtens nicht ausschliesslich staatlich angestellten Funktionsträgern überlassen sein. Forensische Therapie in der niedergelassenen Praxis ist eher kostengünstiger und wahrscheinlich mindestens genauso wirksam wie Behandlungen in Institutionen. Mit diesem Plädoyer rede ich nicht einem Entweder-oder das Wort. Sicher braucht es auch staatlich institutionelle, forensisch ambulante Einrichtungen. Es braucht aber auch den frei praktizierenden forensischen Psychiater und Psychologen.

Riskassessment als Risiko?

Bei der Beurteilung der Rezidivgefahr von verurteilten Straftätern im Rahmen komplexer strafrechtlicher Gutachten stellen die Risikoassessments eine wertvolle Ergänzungs- bzw. Reflektionsmöglichkeit dar. Im Kanton Zürich ist nun zur Beurteilung der Rezidivgefahr von Männern, die häusliche Gewalt anwenden, die Einführung eines neuen Assessments geplant, das ODARA (Ontario Domestic Assault Risk Assessment). Im folgenden Beitrag werden die Entstehung des Assessments und Charakteristika dieses Instruments vorgestellt. Es werden Informationen zu den Charakteristika der häuslichen Gewalt gegeben, z.B. dass diese mit Ausnahme von schwerer Gewalt im Allgemeinen von Frauen und Männern gleichermassen ausgeübt wird. Es wird dargelegt, warum mit ODARA grundlegende rechtsstaatliche Prinzipien, die im deutschsprachigen Raum Gültigkeit haben, verletzt werden können, die Gewaltenteilung aufgehoben wird und Unschuldige in Beweisnot gedrängt werden können. Schlussendlich wird dargelegt, dass darüber hinaus nach meiner Auffassung das Assessment für die Vorhersage von schwerster Gewaltanwendung besonders ungeeignet ist.

Beim ODARA (Ontario Domestic Assault Risk Assessment) handelt es sich um ein kurzes aktuarisches Riskassessment, welches in Kanada entwickelt wurde, um Gewaltrezidive von Männern an Expartnerinnen und Partnerinnen vorauszusagen zu können. Eine Stichprobe von 589 »Tätern«, aus Polizeiberichten *(als »Täter« aufgenommen wurden Männer, die einen entsprechenden Eintrag in den Polizeiakten hatten, unabhängig davon, ob sie je angezeigt oder verurteilt worden waren)* identifiziert, wurde im Durchschnitt über 5 Jahre beobachtet. Die archivierten Informationen wurden im Hinblick auf verschiedene Aspekte ausgewertet *(Tätercharakteristika, häusliche Gewaltgeschichte, nicht häusliche Gewaltgeschichte, Beziehungscharakteristika, Opfercharakteristika und das Indexdelikt)* und die Rezidive gesammelt, um ein Konzept von logischer Regression zu entwickeln. Das Resultat ist eine 13-Jtem-Skala, das Ontario Domestic Assault Risk Assessment (ODARA)[13]. Man sagt, dass die Skala eine grosse Effektgrösse in der Voraussage von neuen Delikten gegen die »Legalität« oder »allgemein gegen das geltende Recht gegenüber Frauen und Exfrauen« zeige. Die Items beim ODARA korrelierten nach Aussagen der Autoren des ODARA mit der Schwere, der Häufigkeit und der Dauer der Zeitspanne bis zum Rückfall. Das Instrument soll die vier methodischen Mindestanforderungen an Riskassessmentinstrumente erfüllen, die von der Arbeitsgruppe um Bötticher et al.[14/15] für Prognosegutachten in Deutschland formuliert worden seien, d.h., es sei standardisiert, manualisiert und es lägen Daten zur Reliabilität und Validität vor. Die Interrater Reliabilität wird als hoch bezeichnet[14/16]. Insgesamt existieren bis heute *(d.h. bis zur Erstellung dieses Beitrags)* weltweit drei Studien über dieses Instrument und es ist

13 Die ODARA-Jtem-Summary findet sich im Anhang im Original mit einer von der Autorin durchgeführten, also nicht autorisierten Übersetzung ins Deutsche.

14 F. Kilvinger, A. Rossegger, F. Urbaniok, J. Endrass; Risikokalkulation bei häuslicher Gewalt. Fortschritt Neurologie und Psychologie 2012; 80: S. 312–319.

15 Boetticher Axel, Kröber Hans-Ludwig, Müller-Isberner Rüdiger, Böhm Klaus M., Müller-Metz Reinhard, Wolf Thomas; Mindestanforderungen für Prognosegutachten; Forensische Psychiatrie, Psychologische Kriminologie, 2007, 1: S. 90–100.

16 Hilton N.Z.; Grant T. Harris; Marnie E. Rice; Carol Lang; Catherine A. Cormier; A Brief Actuarial Assessment for the Prediction of Wife Assault Recidivism: The Ontario Domestic Assault Risk Assessment (ODARA), Psychological Assessment, 2004, Vol. 16, No. 3, 267–275.

vorgesehen, es im Kanton Zürich einzuführen. Es sei in diesem Zusammenhang auf Folgendes aufmerksam gemacht:

Die Auswertungsberichte machen auf den ersten Blick einen guten Eindruck. Die Autoren betonen auch, dass es ihnen wichtig erscheine, dass die Frauen ein Recht darauf haben, vor Männern, die bereits Delikte gegen Frauen begangen hätten, geschützt zu sein. Sie beziehen sich dabei auf Tötungsdelikte von Männern an Frauen, (obwohl diese Deliktkategorie in der Stichprobe 2004 ausgeklammert wurde) und rechtfertigen damit die Notwendigkeit des Instruments. Das Assessment wird in Kanada seit einigen Jahren angewandt und die Ergebnisse erscheinen denjenigen, die das Instrument entwickeln, zufriedenstellend.

Wie aber ist diese Stichprobe entstanden? Es handelt sich um Daten aus Polizeiberichten. Es wurden ausschliesslich die Angaben der Opfer berücksichtigt. Als Opfer wurden nur Frauen berücksichtigt. Eine Konfliktanalyse wurde nicht gemacht. Wenn das Opfer gegenüber der Polizei der Meinung war, dass ein Mann oder ein ehemaliger Partner es schlecht behandelt, sie geschubst habe, konnte das Grund genug sein, in die Stichprobe aufgenommen zu werden. Die Autoren stellen nicht den Anspruch, dass es sich bei den Angaben um Delikte im Sinne unseres strafrechtlichen Verständnisses handeln muss, sondern als Delikt gilt ein sehr weit und sehr elastisch definierbarer Verstoss gegen das Recht der Frau. Das ODARA ist gedacht zur Anwendung für Polizeibeamte, um damit eine allfällige Risikoeinschätzung über die Rezidivgefahr eines »Täters« abgeben und gegebenenfalls Massnahmen auf dieser Grundlage einleiten zu können. Das heisst, die Erhebung erfolgt ausschliesslich auf der Grundlage von Erhebungen durch einen Personenkreis, der ein Ermittlungsinteresse hat, der Exekutive. Ein rechtliches Gehör wird dem

Täter nicht zugestanden. Eine frühere Vorverurteilung im strafrechtlichen Sinne ist nicht Voraussetzung dafür, dass jemand als »Rezidivient« beurteilt wird. Es reichen Polizeiakten auf der Grundlage von Opferangaben. Als Rezidiv würde unter diesen Voraussetzungen z.B. Folgendes gelten: Eine Frau äussert gegenüber der Polizei, dass ihr Partner sie zu ehelichem Verkehr gedrängt hat *(ohne das belegen zu müssen)* und es gibt bereits einen Eintrag über solch einen Vorfall. Ein anderes Beispiel wäre, eine Frau, die eine Bratpfanne nach ihrem Mann wirft und sich in einem Wutanfall befindet. Der Mann geht daraufhin auf sie zu und packt sie heftig am Oberarm, dies durchaus selber unter dem Einfluss eines affektiven Notstands. Der Fingerabdruck hinterlässt Spuren auf dem Arm der Frau. Diese, wütend über ihren Partner, begibt sich mit Rötungen *(mit Fingerabdrücken am Arm)* zur Polizei, gegebenenfalls zum Arzt. Auch hier wäre der Mann aufzuführen unter einer Person, die Gewalt an seiner Frau ausgeübt hat ungeachtet des Handlungs- bzw. Tatablaufs. Gewalt von Frauen an Männern wird explizit in der Studie ausgeschlossen, spielt also bei dieser Definition keine Rolle. Hat dieselbe Frau sich vorher schon einmal über ihren Partner bei der Polizei beklagt, kann »dieses neuerliche Geschehen« als Meldung und ein erneutes Anrufen der Polizei als Rezidiv interpretiert werden ungeachtet dessen, ob die Meldung vorher zu einer Anzeige und zu einer Verurteilung des Mannes geführt hat.

In der Forschung ist bekannt, dass in ca. 25 % der Fälle die Gewaltanwendung gegenüber Partnern gegenseitig ist, Männer wenden Gewalt gegen Frauen an und gleichzeitig Frauen Gewalt gegen Männer. Der überwiegende Teil solcher Auseinandersetzungen verläuft milde. Der Anteil der Frauen, die Gewalt an Männern ausüben, ist zudem etwa gleich hoch wie der von Männern, die Gewalt an Frauen ausüben *(eine Ausnahme bilden schwerste*

Gewaltanwendungen). Das heisst nicht, dass dies vernachlässigbare Gewaltanwendungen sind[17]. Nur unterscheiden sich die Merkmale dieser Beteiligten deutlich von den Merkmalen, die z.B. bei Männern zu finden sind, die sehr ernste Gewalt gegenüber Frauen zeigen. Unter diesen Männern ist der überwiegende Anteil auch mit andern Delikten kriminell bzw. legalrelevant auffällig geworden[18].

Die Ergebnisse von Studien, die darauf hinweisen, dass häusliche Gewalt etwa zu 25 % gegenseitig ist und darüber hinaus Gewalt von Frauen gegenüber Männern nahezu gleichhäufig ausgeübt wird wie von Männern gegenüber Frauen (eine Ausnahme bildet das kleine Spektrum schwerer Verletzungen von Männern an Frauen), sind verschiedentlich kritisiert worden. Liest man aber die Kritik der Gegner dieses wissenschaftlichen Standpunktes, so zeigt sich, dass diese nicht im eigentlichen Sinne die Studienergebnisse anzweifeln, sondern dass Gewalt von Frauen an Männern anders interpretiert wird, nämlich als Ausdruck von Selbstverteidigung, wobei in der Logik dieser Exponenten eine Frau, die Gewalt ausübt in der subjektiven Annahme sie verteidige

17 U.a. Straus Murray A.; Dominance and Symmetry in Partner Violence by Male and Female University Students in 32 Nations; Children and Youth Services Review, 2008, 30, S. 252–275. Straus hat umfangreiche Untersuchungen über häusliche Gewalt in zahlreichen Ländern durchgeführt. In der erwähnten Publikation handelt es sich um eine Untersuchung an Studenten in 32 Nationen. Es gilt als belegt, dass bei Gewalt gegen Partner schichtenspezifische Aspekte eine vernachlässigbare Rolle spielen und das Phänomen quer durch alle sozialen Schichten in etwa gleichem Masse vertreten ist bzw. auftritt. Insofern erlauben die Untersuchungen von Straus Aussagen über die Häufigkeit und Art und Weise von Gewalt in Partnerschaften über die untersuchte Studentenpopulation hinaus.

18 Moffit Terrie E. und Caspi Avshalom; Findings About Partner Violence From the Dunedin Multidisciplinary Health and Development Study; U.S. Department of Justice, Office of Justice Programs, National Institute of Justice, Research in Brief, July 1999.

sich gegen eine Beleidigung, eine Kritik, einen unverträglichen Blick etc., eben keine gewalttätige Frau ist, sondern in Selbstverteidigung handelt[19].

Wie steht es mit den methodischen Mindestanforderungen des Assessments und der Literaturbasis?

Die Literatur, die bei der Entwicklung des ODARA herangezogen wurde, um die Items aus dem Instrument zu rechtfertigen, hat z.T. nichts mit dem zu tun, was untersucht werden soll. Z.B. wird häufig Zugriff genommen auf Untersuchungen an inhaftierten, verurteilten schweren Gewaltverbrechern, die in den meisten Fällen völlig andere, relevante Risikomerkmale aufweisen als der überwiegende Teil von Partnern und ehemaligen Partnern, mit denen es zu einem Schlagabtausch u.Ä. gekommen ist.

In einem kürzlich erschienenen Artikel von F. Kilvinger et al.[20] weisen die Autoren darauf hin, dass das ODARA zu den Instrumenten gehört, die die vier methodischen Mindestanforderungen an ein Riskassessment erfüllen würden, die von der Arbeitsgruppe um Bötticher et al.[21] in deren Übersichtsarbeit für Prognosegutachten in Deutschland formuliert worden seien, d.h., es sei standardisiert, manualisiert, es liegen Daten für Reliabilität und zur Validität vor. In der erwähnten Übersichtsarbeit über Mindest-

19 DeKeseredy Walter S., Saunders Daniel G., Schwartz Martin D., Alvi Shahid; The Meanings and Motives for Women's Use of Violence in Canadian College Dating Relationships: Results from a National Survey; Sociological Spectrum, 17: 199–222, 1997 (Copyright 1997 Taylor & Francis).

20 F. Kilvinger, A. Rossegger, F. Urbaniok, J. Endrass. Risikokalkulation bei häuslicher Gewalt/Fortschritte Neurologie und Psychiatrie 2012: 80: S. 312–319.

21 Boetticher Axel, Kröber Hans-Ludwig, Müller-Isberner Rüdiger, Böhm Klaus M., Müller-Metz Reinhard, Wolf Thomas; Mindestanforderungen für Prognosegutachten; Forensische Psychiatrie, Psychologische Kriminologie, 2007, 1: S. 90–100.

anforderungen von Prognosegutachten geht es um Prognoseinstrumente im Rahmen komplexer Strafrechtsgutachten, wobei Boetticher et al. betonen, dass ein Gutachten nachvollziehbar und transparent sein muss. In ihm sei darzulegen, aufgrund welcher Anknüpfungstatsachen *(Angaben des Probanden, Ermittlungsergebnisse, Vorgaben des Gerichts zum Sachverhalt und mögliche Tathandlungsvarianten),* Untersuchungsmethoden und Denkmodellen der Sachverständige zu dem von ihm gefundenen Ergebnis gelangt ist. Der Gutachter helfe mit seinen erfahrungswissenschaftlichen Erkenntnismöglichkeiten dem Gericht bei der Feststellung der für die Prognose notwendigen Tatsachen. Die darauf aufbauende rechtliche Entscheidung sei allein Sache des Gerichtes. Im Kontext der Publikation von Boetticher et al. wird auch die Problematik von standardisierten Prognoseinstrumenten dargelegt. Es wird gefordert, dass ein Prognoseinstrument ein korrektes, den Operationalisierungen entsprechendes Verständnis der Items und der Skalierung haben muss. Prognoseinstrumente würden die hermeneutische oder hypothesengeleitete Individualprognose allerdings nicht ersetzen.

Kilvinger et al. stellen den Beitrag von Boetticher et al. als Literaturbeleg in einen anderen Kontext, als dies von den Autoren unmissverständlich intendiert wird.

Anhand der oben beschriebenen Auszüge aus der Übersichtsarbeit von Boetticher et al. ist ersichtlich, dass das ODARA die geforderten Kriterien m.E. gerade nicht erfüllt. Es ist m.E. nicht statthaft, aus einem Übersichtskontext einen Aspekt herauszunehmen und diesen dann so zu verändern, dass der Aussagegehalt letztendlich der Aussage des erwähnten Artikels entgegengesetzt ist. In ihrer Übersichtsarbeit betonen Bötticher et al., dass es ausgebildete Personen braucht, die die Prognoseinstrumente als

Teilstück einer komplexen Informationserhebung und Verarbeitung einsetzen und dass diese weder Ermittlungen durchführen noch zu einer rechtlichen Würdigung befugt sind. Abgestützt gerade auf diese Arbeit erfüllt das ODARA schon eine der Eingangsvoraussetzungen nicht, die Bötticher et al. in ihrem Vorspann über Prognosegutachten darlegen, die Tatsache nämlich, dass allein das Gericht die Informationen würdigt und nicht Mitglieder der Exekutive, der Polizei, Daten erheben, auswerten, ein Assessment erstellen, würdigen und was abzusehen ist, zunehmend entsprechende Handlungskompetenz erhalten könnten, die grundsätzlich nur dem Richter zusteht. Teile der Literatur, die im Rahmen der Forschung über ODARA verwendet wird, kranken an diesem hier exemplarisch, detailliert erläuterten Aspekt, nämlich dass auf Literaturquellen verwiesen wird, um Angaben wissenschaftlich abgesichert erscheinen zu lassen, in der andere oder gar entgegengesetzte Aussagen getroffen werden.

ODARA ist geeignet, unsere Strafrechtsgrundlagen auszuhebeln. Während wir bis anhin darauf bedacht waren, dass zur Beurteilung von Gewalttaten Risikoinstrumente von spezifischen Sachverständigen auf dem Hintergrund einer ausführlichen Untersuchung des Klienten und auf dem Hintergrund von guter Aktenkenntnis ergänzend eingesetzt werden, soll nun ein Instrument zur Risikoprophylaxe eingeführt werden, welches dem mutmasslichen Täter kein rechtliches Gehör gewährt, welches ausschliesslich von der Exekutive angewendet wird, welches nur auf Opferangaben beruht und welches schnell von Laien durchgeführt werden kann *(Laien im Sinne von Kenntnis über Risikoinstrumente im forensisch-psychiatrischen Bereich)*. Die Exekutive kann darüber hinaus ein Recht zur Handlungskompetenz im Sinne einer richterlichen Funktion erhalten. Die

Gewaltenteilung ist aufgehoben. Wie sich ein solches Rechtsverständnis bereits ohne »ODARA« auswirkt, soll folgendes Beispiel aus meiner Praxis veranschaulichen:

R.S. ist 30 Jahre alt. Er ist seit 8 Jahren mit U. verheiratet. Aus der Ehe ging ein siebenjähriger Sohn hervor. Anzeigen oder Vorstrafen wegen häuslicher Gewalt bestehen nicht. Auch sonst ist der Strafregisterauszug leer. Die Frau von R.S. ist berufstätig, während R.S. den Haushalt übernimmt und auch nach dem siebenjährigen Sohn schaut. Im Frühjahr 2009 kommt R.S. nach Hause, Frau und Sohn sind verschwunden. R.S. wird ein Papier von der Polizei ausgehändigt im Rahmen einer GSG-Massnahme *(Gewaltschutzgesetz)*. Ihm wird der Kontakt zu Frau und Kindern durch die Polizei für mindestens 14 Tage verboten. Er bekommt ein Betretungsverbot für das ihm unbekannte Rayon, wo sich Frau und Sohn jetzt aufhalten, und es wird ihm eine Ungehorsamstrafe angedroht bei Widerhandlung. Der Anlass ist wie es in der GSG-Feststellung der Polizei steht folgendermassen. »Im Sommer 2008 kam es zwischen X., dem Sohn *(Anmerk. der Ref.: damals 7-jährig)* von R.S. und U. und dessen Cousin *(Anmerk. der Ref.: etwa 11-jährig)* angeblich zu sexuellen Handlungen, welche U. am … *(Anmerkung der Referentin: ca. 9 Monate später)* zur Anzeige brachte. Da U. nun denkt, dass ihr Mann nicht hinter ihr steht und dem Kind, steht sondern hinter seiner … Familie, steht ist sie aus der gemeinsamen Wohnung ausgezogen und will keinen Kontakt mehr zu ihrem Ehemann. Sie zieht in Betracht, die Scheidung einzureichen.« Die Ehefrau wird als gefährdete Person von der Polizei als verängstigt beurteilt, ferner wird notiert, es hätten frühere Gewaltanwendungen bestanden *(Angaben der Ehefrau gegenüber der Polizei)* und situativ akute Überforderung.

Zu erwähnten ist hier, dass vorher und aktuell von Seiten der Ehefrau keine Gewalt zur Anzeige gekommen war, die nie vorher Angst vor ihrem Mann hatte, und dass der Mann von diesem Vorgehen vollkommen überrascht war. Zwar hatte seine Ehefrau einmal die Vermutung geäussert, dass der 7-jährige Sohn vom 11-jährigen Neffen unsittlich berührt worden sei. Der Sohn wusste jedoch nicht von einem solchen Vorfall zu berichten. Dem Vater gegenüber, zu dem er als hauptsächlich erziehende Person das meiste Vertrauen hatte, bestritt er, Opfer eines solchen Übergriffs geworden zu sein. R.S., der sehr sensibilisiert ist auf das Thema sexuelle Übergriffe, konnte die Vermutungen seiner Frau, die m.E. selber an einer nicht bearbeiteten Missbrauchssymptomatik litt, nicht unterstützen. Das war der Grund dafür, dass die Ehefrau bei der Polizei intervenierte, sich verängstigt zeigte und entsprechende Massnahmen gegen den Mann ergriffen wurden. Gegen R.S. wurde nie ein Strafverfahren eröffnet. Dafür wurden unter Bezugnahme auf die oben dargestellte Begründung die Schutzmassnahmen immer wieder verlängert. Erst 7 Monate später kam der Fall vor Gericht, unter dem Stichwort »Verlängerung der Schutzmassnahme« *(nicht unter dem Aspekt, dass gegen den Ehemann Anzeige oder ein Strafverfahren erhoben worden war, weil dafür keinerlei Beweisgrundlage vorhanden war).* Nach 7 Monaten schliesslich verfügte das Gericht, dass R.S. seinen Sohn wieder sehen dürfe. Weil die Frau sich jedoch weiterhin verängstigte zeigte *(ohne ihre Angst in irgendeiner Weise sachlich substantiieren zu können)*, besteht das Kontaktverbot zur Ehefrau, die sich definitiv scheiden lassen will, seit nunmehr 3½ Jahren *(gerechnet bis Zeitpunkt des Verfassens dieses Beitrags)* fort. Es dauerte zudem noch etliche Zeit, bis es R.S. gegenüber der Sozialbehörde durchsetzen konnte, dass er sein Kind ohne Aufsicht sehen durfte. Die ganze Angelegenheit hatte zur Folge, dass er eine intensive psychiatrische Behandlung in Anspruch nehmen musste. Die Frau lebte zunächst auf Staatskosten im Frauenhaus, sie arbeitet inzwischen nicht mehr. Das Strafverfahren, welches die Ehefrau gegen den 11-jährigen Cousin ins Rollen gebracht hatte, wurde eingestellt, weil man es nicht zumutbar fand, das angebliche Opfer *(welches sich nie so fühlte und auch die Vorgänge bestritt)* einzuvernehmen. Hier waren der Polizei Kompetenzen zugesprochen worden, die zu einer folgenschweren Fehlbeurteilung geführt hatten.

Wir bestehen aus gutem Grunde darauf, dass psychiatrische Gutachter nicht die Rolle eines Richters einnehmen, sich als neutrale Sachverständige mit ihrem Fachwissen als Gehilfe für das Gericht, gegebenenfalls für die Staatsanwaltschaft zur Verfügung stellen. Die vorgesehene Einführung von ODARA ist m.E. geeignet, einen offenen Bruch mit sorgfältig aufgebauten Errungenschaften einzuführen und Willkür in unserem Justizsystem zu etablieren. Der mutmasslich als solches identifizierte Täter kommt in eine Beweislast. Er kommt von vornherein in die Position, dass er beweisen muss, ob er schuldig ist oder nicht schuldig ist, und das Instrument ist so angelegt, dass ein auf Gewaltenteilung beruhendes Strafverfahren kaum mehr möglich wird. Dies mag für kanadische Verhältnisse mit andern gesellschaftlichen und rechtlichen Grundlagen andere Folgen haben als in unserem Rechtsstaat, obwohl es auch dort über die Problematik dieses Assessment unter rechtsstaatlichen Gesichtspunkten Diskussionen gab/gibt.[22]

22 Hilton Zoe N.; Harris, Grant T.; Rice Marnie E.; Implementing Actuarial Risk Assessment in Hilton Zoe N.; Harris Grant, T.; Rice Marnie E.; Risk Assessment for Domestically Violent Men, Tools for Criminal Justice; Offender Intervention and Victim Services. American Psychological Association, Washington DC 2010, S. 107–127, spez. S. 112–120.

ODARA ist darüber hinaus so aufgebaut, dass die Wahrscheinlichkeit sehr gering ist, dass die wirklich risikobehafteten Täter damit erfasst werden. So war die Vorhersagegenauigkeit von ODARA in einer neuen ersten Untersuchung an inhaftierten kriminellen Männern, von denen man annehmen darf, dass sie ein ordentliches Strafverfahren durchlaufen haben und die Angabe auf Dokumenten beruhten, die die Gewaltenteilung berücksichtigen, alles andere als zufriedenstellend[23].

Grösser ist die Wahrscheinlichkeit, dass diejenigen Männer, worunter sich viele gutmütige, wenig gewaltbereite Männer finden können, den Kürzeren ziehen, deren Partnerin es am Besten versteht, allgemeines Unbehagen in der Partnerschaft zulasten des Partners dramatisch und zum eigenen Vorteil ungeachtet von Realität und Aufrichtigkeit zu präsentieren.

Der massgebliche Anteil der schweren Delikte von (Ex)Partnern an (Ex)Partnerinnen ist in den vergangenen Jahren in der Schweiz dadurch zustande gekommen, dass geltendes Recht eklatant vernachlässigt wurde und die betroffenen Frauen dadurch zu Schaden kamen. Ein erschütterndes Beispiel ist der Fall von Nicole Dill[24]. Nicole Dill hatte sich, abgestützt auf die Angaben in ihrem Buch »Leben! Wie ich ermordet wurde«, in einen Mann verliebt und war mit diesem eine Partnerschaft eingegangen, der in seiner Vorgeschichte Brandstiftung, verschiedene Gewaltdelikte und ein Tötungsdelikt an einer Frau begangen hatte. Nicole Dill wusste dies nicht. Der Mann hatte einen Haus-

23 Hilton, Zoe N.; Harris, Grant T.; Popham, Suzanne; Lang Carol; Risk Assessment Among Incarcerated Male Domestic Violence Offenders; Criminal Justice and Behavior, Vol. 37 No. 8, August 2010, S. 815–832.

24 Dill Nicole. Leben! Wie ich ermordet wurde. Rororo Verlag 2012.

arzt, der Nicole Dill bekannt war, und der Hausarzt wusste von der Vorgeschichte seines Patienten. Im Rahmen der Partnerschaft zeigte der Freund immer grössere Auffälligkeiten, begann offen zu drohen. Im Kontext eines aggressiven Eifersuchtsanfalls fand Nicole Dill ihr Auto verwüstet vor. Sie ging zum Hausarzt des Partners, sie ging zur Polizei und erstattete Anzeige, äusserte ihre Angst. Die Polizei riet ihr, sich zu trennen. Weitere Massnahmen wurden weder von der Polizei noch von Seiten des Hausarztes getroffen. Informationen über die Vorgeschichte ihres Partners erhielt sie nicht. In der Folge wurde Nicole Dill von ihrem Partner fast ermordet. Es war nur wenigen zufälligen Details zu verdanken, dass sie den Mordversuch ihres Partners überlebt hat.

Das Delikt an Nicole Dill passierte nicht, weil wir kein ODARA hatten. Was sich hier abgespielt hat, war eine mangelhafte Anwendung geltender Gesetze und Möglichkeiten. Aus der Vorgeschichte wurde im Nachhinein bekannt, dass eine Therapeutin während der Haft, für die ihr Partner wegen des Tötungsdelikts verurteilt worden war, ein fortgesetzt bestehendes Gewaltrisiko offenbar erkannt hatte. Diese »unbequeme« Therapeutin wurde ausgewechselt, der Täter erhielt Haftlockerungen bis zur Entlassung und einen neuen Therapeuten, mit dem er eigenen Angaben nach die »besten Erfahrungen«[25] machte, der nicht in der Lage war, die Risiken zu erkennen, und der ihn bis zum versuchten Mord *(der Begriff in diesem Kontext ist keine juristische Bewertung)* in aller Arglosigkeit begleitete.

In diesem Fall hätte zudem der Hausarzt, wenn er die Freundin seines Patienten, von dem er weiss, dass dieser eine Frau in der Vorgeschichte ermordet hat, verängstigt vorfindet und wenn die

25 Ebenda S. 72.

Frau Details erzählen kann über bedrohliches Verhalten ihres Partners, sich von der Gesundheitsdirektion von der ärztlichen Geheimhaltungspflicht entbinden lassen können und wäre dann berechtigt gewesen, Fr. Dill zu informieren. Die Polizei hätte auf dem Hintergrund der Vorgeschichte die als »Anzeige gegen Unbekannt« erhobene Zerstörung des Autos sorgfältig abklären und intensiv auf den Partner fokussieren können usw. usf. Hier ist also ein schweres Delikt nicht passiert, weil wir nicht genügend Möglichkeiten, genügend Kompetenz und genügend Instrumente bzw. Assessments in der Hand haben, um solche Täter frühzeitig zu erfassen und entsprechend zu isolieren, sondern hier war es m.E. schlicht und einfach ein Nichtwahrnehmen und Kein-Gebrauch-Machen von vorhandenen Möglichkeiten.

Um dem zu begegnen, braucht es nicht ein Instrument, welches rechtsstaatliche Kenntnisse noch mehr schwächt und mit dem wir Gefahr laufen, dass Unschuldige sich über Wochen und Monate mit Exekutivrepräsentanten, gegebenenfalls auch einem Richter herumschlagen müssen, während wie oben genanntes Beispiel zeigt für die wirklich risikobehafteten Täter unsere Kenntnisse und unsere rechtlichen Voraussetzungen bis dato ausreichen würden so wir davon Gebrauch machen. Dies könnte die Zahl von schweren Delikten gegenüber Partnerinnen oder Expartnerinnen reduzieren. Die Problematik im Falle von ernster häuslicher Gewalt lässt sich besser lösen, wenn vorhandenes Wissen und vorhandenes Recht bekannt sind und angewandt werden. Das stützt unsere demokratischen Strukturen und sichert Freiheit und Sicherheit. Hier besteht der Mangelzustand.

Demgegenüber würde ODARA helfen unser Rechtsverständnis noch mehr zu verwässern und einem Willkürsystem Hand zu bieten.

Wenn wir Freiheit und Sicherheit schützen und rechtsstaatliche Prinzipien erhalten wollen, muss meiner Meinung nach ODARA verhindert werden.

ODARA Item Summary
Do not use without full scoring instructions as published by the MHCP Research Department, Penetanguishene, ON Canada, in collaboration with the Ontario Provincial Police

Score each item 1 or 0
? if missing *(available documentation indicates that an item might be present but the information is unclear or incomplete)*

- **1. Prior domestic assault (against a partner or the children) in police records**
- **2. Prior nondomestic assault (against any person other than a partner or the children) in police records**
- **3. Prior sentence for a term of 30 days or more**
- **4. Failure on prior conditional release; bail, parole, probation, no-contact order**
- **5. Threat to harm or kill anyone during index incident**
- **6. Confinement of victim during index incident**
- **7. Victim fears (is concerned about) future assault**
- **8. More than one child altogether**
- **9. Victim has a biological child from a previous partner**
- **10. Violence against others (to any person other than a partner or the children)**
- **11. More than one indicator of substance abuse problem: alcohol at index, drugs at index, prior drugs or alcohol, increased drugs or alcohol, more angry or violent, prior offence, alcohol problem, drug problem**
- **12 Assault on the victim when she was pregnant**

- **13. Victim faces at least one barrier to support: children, no phone, no access to transportation, geographical isolation, alcohol/drug consumption or problem**
- **Raw total (sum of items scored 1)**
- **Adjusted Score** *(see Table Adjusted scores for assessments with missing information)*

ODARA-Item-Zusammenfassung

Nicht benutzen ohne vollständige Bewertungsinstruktionen wie sie von der MHCP-Forschungsabteilung, Penetanguishene, ON Kanada, in Zusammenarbeit mit der Ontario Provincial Police publiziert wurde.

Bewerte jeden Posten mit 1 oder 0
? wenn fehlend *(erhältliche Dokumentation zeigt an, dass ein Posten vorhanden sein mag, aber er unklar oder unvollständig ist)*

– 1. Früherer häuslicher Angriff (gegen einen Partner oder die Kinder) in Polizeiberichten.
– 2. Früherer nicht häuslicher Angriff (gegen irgendeine andere Person als der Partner oder die Kinder) in Polizeiberichten.
– 3. Frühere Haftstrafe für eine Zeit von 30 Tagen oder mehr.
– 4. Vergehen bei früherer bedingter Entlassung; Kaution, bedingte Haftentlassung, Probezeit, Kontaktverbot.
– 5. Drohung jemanden zu verletzen oder zu töten während dem Indexdelikt.
– 6. Einsperrung des Opfers während dem Indexdelikt.
– 7. Opfer befürchtet, (ist besorgt) einen weiteren Angriff.
– 8. Mehr als ein Kind insgesamt.
– 9. Opfer hat ein biologisches Kind von einem früheren Partner.
– 10. Gewalt gegen andere (gegenüber einer anderen Person als Partner oder Kinder).
– 11. Mehr als ein Indikator von Substanzmissbrauchsproblem: Alkohol auf Index, Drogen auf Index, frühere Drogen oder Alkohol, steigender Drogen- oder Alkohol(konsum), zorni-

ger oder gewalttätig, früheres Vergehen, Alkoholproblem, Drogenproblem.

- 12. Angriff auf Opfer, als sie schwanger war.
- 13. Das Opfer sieht mindestens ein Hemmnis für Unterstützung: Kinder, kein Telefon, kein Zugriff auf Transportmöglichkeiten, geografische Isolation, Alkohol/Drogenkonsum oder -problem.

Gesamtsumme (Summe von allen mit 1 gescorten Items).
Angepasster Score (siehe Anpassungstabelle für Assessments mit fehlenden Informationen)

Die Übersetzung wurde von der Autorin durchgeführt. Es handelt sich nicht um eine von den Autoren des ODARA autorisierte Übersetzung.